その手を離さないで

頑張りすぎない、振り回されない、
覚醒剤依存症サポート

Roco

幻冬舎MC

その手を離さないで

頑張りすぎない、振り回されない、覚醒剤依存症サポート

まえがき　この本を書いた理由……愛さえあれば？

この本は、薬物依存症の人、中でも覚醒剤依存症、覚醒剤精神病の人をサポートし、その人の手を離さないで見守っていこうと決めた人たちに読んでいただきたくて書きました。

覚醒剤などの薬物使用に関わる事件で逮捕される人は、年間約一万人以上と言われています。逮捕されていない人を含めると、もっと数多くの人が、薬物依存症で苦しんでいると思います。

本人がつらいのはもちろんですが、本人の周りの家族や恋人、サポートしている方々も本当にしんどい日々を過ごしておられると思います。

サポートが長期になってくると、本人と同じように支える側も、身が持たなくなり、心もボロボロになって疲れ果ててしまいます。

先が見えない不安と絶望感で、感情をコントロールすることが困難になり、いつしか共依存という、依存症の人を支える側が陥りやすい、暗闇の穴にはまってしまい、抜け出す方法がわからなくなってしまうこともあります。

かつて私も恋人に覚醒剤をやめさせようと一生懸命になるあまり、頭の中が彼のことだけでいっぱいになってしまい、仕事もやめ、ただ彼のそばにいて、彼を見張ることが自分の使命だと思い込んで生活をしていた時期がありました。

そしてそれがいつのまにか私の生きがいになり、私が愛だと信じていた支え方が、覚醒剤をやめるにはかえって遠回りな方法なのだと気づくのに、ずいぶん時間がかかりました。

何の知識もなく、ただがむしゃらに覚醒剤をやめさせることだけに必死だったあの頃の私のように、サポートする側が、何をどうしたらいいのかわからなくなって混乱し始めると、一番大切なものを見失ってしまいます。

せっかくつないだ相手の手を離してしまわないように、お互いを信頼しながら一緒に寄り添うことができれば、きっと今よりも楽な気持ちでサポートができ、自分の人生も大切に生きていけると思うのです。

私が恋人をサポートし始めたあの頃から三十年近く経ちました。

最近、何人かの有名人が覚醒剤で逮捕されたことで、テレビや雑誌で覚醒剤の話題をよく耳にするようになりました。

覚醒剤は、誰もが使用するわけではないので、想像や憶測を含めたいろいろな情報が流れています。

覚醒剤を使用することは、もちろんしてはいけない行為ですが、一度使用すると、本人の意志だけではやめることができない依存症という脳の病気になってしまうということも、もっと多くの方々に理解してもらう必要性を感じます。

本人がやめたくても自分一人でやめることは本当に難しいので、本人の性格や心の問題ではなく、脳の病気なのだということを世間の方に今一度理解していただければ、本人も支える側も、もっとやり直す勇気と希望が見えてくるのではないでしょうか。

世間の多くの人が間違った情報をそのまま受け取ってしまうと、なかなか解決の糸口につながらないように感じます。

覚醒剤は、一度手を出してしまうと人間でなくなってしまうようなイメージがあります。

本人もサポートする側も、あきらめに近い感覚になるかもしれません。

やめるのではなく、とまるというほうが適切であるとも言われています。

ただ今だけを生きること、それが覚醒剤や依存症から立ち直る一番の近道だと思います。

ただ、その渦中にいる本人やそのご家族、恋人、サポートしようと支援している人たちにとっては、たった今でさえ生きることがしんどい現状があると思います。

私も彼が覚醒剤を使用していた頃は、将来のことなど考えられず、ただ目の前には絶望しか見えないことがありました。完全に希望をなくしていました。

でも今、私の周りには、覚醒剤をやめて十年から三十年近くの人たちもいます。

そのことがあまり知られていないのは、元薬物依存症だった人たちは、あえて自分から手を挙げて過去を語らない人が多いからではないでしょうか。

そしてそれはきっと、本人がそのことを隠したいという思いより、今までサポートしてきてくれた周りの人たちに、そのことでもう心配をかけたくないという思いが強いからだと思います。

あるいは、すっかりそのことを忘れるくらい、今を楽しく生きられているからかもしれません。

今現在、覚醒剤依存症で苦しんでおられる本人やその周りの方々にとって、甘くない現実があるのは確かです。

私も愛さえあればやめられると信じてサポートしていた時期がありました。

でも薬物依存症は脳の病気です。

病気なので、愛だけで覚醒剤の使用をやめることは難しかったですが、正しい知識を知ったうえでサポートしていけば、きっと手を離さないで本当に良かったと心から思える日が来ると思います。

愛だけではやめられないかもしれませんが、愛があれば回復に至る近道になり得ることもあると信じて読み進めていただければ嬉しいです。

また、本作中の薬物が身心に与える影響などについての部分は、私が活動をしていくなかで、自助団体の方や実際に依存症で苦しまれた経験のある方から聞いた話を元にまとめています。

目次

三章　サポートテクニック

四章　本人が覚醒剤をやめようと思うきっかけ

五章　薬物依存症の裏に隠れているもの

一章

覚醒剤に絡めとられた日々

私が覚醒剤を初めて見たのは、二十一歳の夏。

その頃、私には十九歳から付き合っていた彼がいました。彼とは家が近所だということもあり、毎日のようにデートをしていました。

たまにけんかもしましたが、いつもは仲良しで、このまま付き合いが続いたら、この人と結婚とかするのかな……と思えるほど好きでした。

そんな彼が、付き合って二年くらいたったころから、デートの約束の時間に遅刻するようになり、会う約束をしていても、当日、急に具合が悪くなったと言って、会えない日が増えてきたのです。

不安に思って彼に理由をたずねましたが、最近仕事が忙しくなってデートする時間が取れないだけだと言われました。

でも日が経つにつれて、やっぱり彼の態度や様子がおかしいと感じるようになりました。

せっかく久しぶりにデートをしていても、どこかよそよそしく心ここにあらずといった感じ。一緒にいても落ち着きがなく、何か他のことを気にしているように見えました。

絶対におかしいと感じたのは、一緒に車に乗っているとき、誰かにつけられていると言い出し、危険だからと、途中で私を車から降ろしたときでした。何だか目つきも鋭くて、今までの彼とは別人のようでした。

そのうち会えなくなる日がますます増えてきて、私は寂しくなって不安が募り、彼に、一体この頃どうしてしまったのかと聞くと、そんなにうるさく言うならしばらく別れようとまで言われました。

とてもイライラした口調で、私は今まで彼から感じたことのない恐怖を感じて黙り込んでしまいました。

しかし、しばらくすると、さっきまであんなに怒っていた彼が、今度は突然泣き出して、ごめんなさいと謝りだしました。

こんな風にコロコロ様子が変わることは今までの彼の性格からは考えられず、きっと何か悩みがあるに違いないと思い、打ち明けてほしいと言いました。

すると彼は、実はちょっと前からトラブルを抱えていて、今はまだ言えないけど、やっぱりお前とは別れるのは嫌だし、何とかするからもうちょっとだけ待ってほしい、そしてこれからデートするときは自分から連絡するというのです。

どうして私から連絡してはいけないのか聞きたかったのですが、今またりんかになるのは嫌だと思ったので、仕方なくその日は家に帰りました。

それからしばらく彼からの連絡を待ちましたが、一週間経っても連絡がなく、心配で我慢できなくて、彼の部屋に行くことにしました。

そこで私の目に飛び込んできたのは、私が部屋に入ってきたことにも気づかず、何かに取りつかれたように必死で床のすき間をのぞき込む彼の姿でした。

床には注射器が落ち、スポーツドリンクが転がって、その横には白い粉がついた小さなビニールの袋がありました。私は一瞬でその白い粉が覚醒剤だとわかりました。

半年ほど前、仕事仲間で覚醒剤を使用している人がいて、誘われたことがあると彼が話していたのを思い出したのです。

その話を聞いてから、いつも心のどこかで不安があったのだと思います。しかしその反面、今はそんなことをするはずがないと思っていました。

そう思ったのは、ちょうど同じ時期に、彼の同級生がシンナーと覚醒剤を同時に使用して錯乱し、マンションの屋上から飛び降りて命を落とす悲しい事件があって、その同級生と仲の良かった彼は、そのことでかなりショックを受けていたからです。

それでも、私は彼が中学の頃にシンナーを吸っていたことも知っていたので、心のどこかで、あのときからずっと、不安に思っていたのです。

目の前の彼を見て、どうして自分はあのときもっと真剣に話し合わなかったのかと後悔し、同級生のことがあるにもかかわらず覚醒剤に手を出した彼にもがっかりした私は、泣きながら彼を問い詰め、ほかにも覚醒剤がないか部屋中を探しました。

もしまだあったら全部捨てなければと必死に探す私を見た彼は、絶対にもうやめるから別れないでほしいと泣きながらすがりついてきました。

私は別れない代わりに、今日から絶対に覚醒剤をやめることを彼に約束させました。

いつもは彼に頼ってばかりの私でしたが、立場が急に逆転した感じでした。

彼にどうして覚醒剤をしたのか理由を聞くと、仕事仲間の人に誘われて、最初は断ったけど、使用している人たちの話を聞いているうちに興味がわいてきて、一回ぐらい大丈夫だと本当に軽い気持ちで使用したそうです。

同級生のこともあるのにどうしてと、腹も立ちましたが、正直に言ってくれたことと、涙ぐんでいる彼を見ているとかわいそうで、それ以上責めることはできませんでした。

初めて使用したときの感覚は、今まで味わったことがないほどの快感で、全身に鳥肌が立ち、こんな気持ちいいものが世の中にあるのかと思ったそうです。

それからは誘いがあったら、断らなければという気持ちよりも、あと一回だけとか、そのうちやめるから大丈夫とか、そう自分に言い聞かせては、仕事仲間と一緒に再使用していたようです。

しかし、その仲間の一人が、もうお金がないからと、自分の彼女を連れてきて、彼女のことを好きなようにしてもいいから覚醒剤が欲しいということを言い出し、その彼女もそのことを承諾していたのを目の当たりにしてぞっとして、もうやめようと決心したそうです。

ところが、我慢するつもりが、やっぱり無理で、結局最初一緒に使用していた仕事仲間に売人の電話番号を教えてもらってまた使用してしまっていたようです。

覚醒剤を使用してしまったことはショックでしたが、そのときの私には、ほかの女の人と彼が一緒に使用していなかったことのほうが重要でした。

覚醒剤の使用よりも、浮気をされていなかったことのほうが嬉しくて、今日からはもう私もついていることだし、すぐに覚醒剤をやめさせられると思っていました。

そのときは覚醒剤の怖さとか、依存症のこととか、まだ知らないことばかりでした。

彼が私と一緒に覚醒剤を使用しようとしなかったことも、そのときは特に何も思いませんでしたが、それはとてもまれなことだと後から知りました。

ずいぶん後になって、なぜ私と一緒に覚醒剤を使用しようと思わなかったのか尋ねると、女性のほうがやめにくいと聞いていたのと、私の性格上、使用したらきっとやめられなくなるだろうと思ったと言っていました。

使用していた本人さえも、覚醒剤は性格でやめられる、やめられないと勝手に判断していたくらいです。私たちには本当に知識がありませんでした。

結局、彼とはまた毎日のようにデートするようになり、覚醒剤をやめると約束してから三週間ほど過ぎたころには、覚醒剤のことでけんかしていたことはすっかり忘れそうになっていました。

そしていつものように、休日にドライブの約束をして、ワクワクしながら彼を待っていたら、待ち合わせの時間を過ぎても彼がなかなか来ないのです。

電話してもつながらないし、当時はまだメールもなかったので、来る途中に何かあったのか、だんだん不安になってきて、心配で待てなくなった私は彼の家へ向かいました。

何だかとても嫌な予感がして、どきどきしながら彼の部屋へ着くと、なんとまだ熟睡している彼がいました。事故とかじゃなくて良かったと思う反面、どうしてまだ寝ているのかと腹が立ってきて、彼を揺すり起こしました。

でもいくら起こしてもちっとも目を覚まさないのです。普段の彼は寝起きが良いので、おかしいと思ったそのとき、ベッドの横に転がっている注射器を発見したのです。

あれほどもう絶対しないと約束したのに、どうしてまた使ってしまったのか……私は頭が真っ白になりました。

彼はやっと目を覚ますと、私が注射器を見つけたことに気づき、バツが悪そうにしていました。

彼は、しばらくがんばって我慢していたけど、体が震えてきてどうしようもなくなってきて、やってしまったと言いました。しかし、私には言い訳にしか聞こえず、どうしようもなく腹が立って、裏切られた悔しさで涙があふれてきました。

私は泣きながら彼をたたいて、その辺にあるすべての物を彼に投げつけてしまいました。彼はどうしたらいいのかわからない様子で困り果てたような顔をしていました。

覚醒剤というものは、こんな短い期間でやめられなくなるものなのか。それとも彼が根性のない人だったのか、私は混乱していました。

そのときはとにかく彼を責めてなじりました。でも今思い返すと、そのときすでに彼はもう薬物依存症になっていたか、なりかけていたか、脳がうまく機能していなかったことは事実だったと思います。

しかし、そんな依存症の病気のことなど知りもしない私と彼はとにかく混乱していました。そして時間が経つにつれて、だんだん不安と恐怖で目の前が真っ暗になってきました。しかし同時に、私の心の中は、何としてでもやめさせなければという義務感でいっぱいでした。

このとき私は、絶対にやめさせようと前よりもっと覚悟を決めたつもりでしたが、それから何度もこんなことが繰り返し起こりました。

覚醒剤を再使用されるたびに、裏切られたと泣き叫び、次やったら今度こそ別れると約束するのですが、彼に泣きつかれては許してしまっていました。

彼にほだされていくうち、だんだんと自分たちが何をしたいのかわからなくなるときもありました。

さらに悪循環になっているにもかかわらず、なんだか私は二人だけの世界に生きている感じがだんだん心地良くもなってきていました。彼は少しずつ狂っていっていたので、それにつられて私の心もだんだん正常な判断ができなくなっていったような気がします。

支えているつもりが、いつの間にかもたれあう関係になっていっていました。

ずいぶん後に気づくことになるのですが、このとき私はすでに、共依存という、薬物依存症の人を支える人が陥りやすい依存症になっていたのだと思います。

覚醒剤は、本人だけでなく、周りの人の人生も絡めとっていくものだと思います。

私の場合は、両親が小学校教諭で、幼い頃にとても忙しく働いていて、かまってもらえなかった寂しさがつねに心のどこかにあり、その寂しさの穴をうめるため、いつも恋愛関係になると、ずっとそばにいて甘えていないと安心できませんでした。

そんな不安定な思いが根底にあったため、お互いに依存しあう共依存という関係に陥るのを心地良く感じてしまったような気がします。

そして愛があればなんとかなる、それが正義だと信じていたところも、共依存からなかなか抜け出せない原因になっていたのかもしれません。

目的は彼に覚醒剤をやめさせることなのに、とった手段は彼を束縛するというとても幼稚なもので、彼を自分の思い通りにコントロールすることが生きがいになっていたのでした。

彼が我慢できなくなると根性がないとなじり、彼を責め続けることが私の日課になっていきました。

私の言うとおりに動く彼を見て、征服感のような、優越感のようなものさえ感じるようになっていて、今思い返すと自分でも恐ろしいと思います。

しかし、コントロールできていたのはほんの束の間で、そのうち彼は覚醒剤の影響で乱暴になり、彼をコントロールすることは難しくなっていきました。

そして私は、火が付いたように感情が爆発することが多くなり、自分の気持ちもコントロール不可能な精神状態になっていきました。

自分たちのしていることはおかしいと頭ではわかっているのですが、行動は全くコントロールできませんでした。

常に私の頭の中は彼のことでいっぱいで、仕事中も居ても立ってもいられない気分になり、仕事を抜け出して彼の様子を見に行ったりしていました。そして仕事が終わると一目散で彼のところへ帰っていました。

彼はその頃からとても痩せ始めていて、体もだるそうで仕事も休みがちになり、私は彼が仕事を休んだ日は自分も仕事を休み、毎日彼を見張ることに必死でした。

そのうち私までご飯が食べられなくなって、体重も五～六キロ減ってしまいました。

当時、彼の仕事仲間のあいだでは、げっそりと痩せた私の姿を見かけた人が、私も彼と一緒に覚醒剤を使用しているに違いないと思い込み、そのうち二人とも捕まるのではないかとうわさになっていたそうです。

しかし、当時の私は、自分たちがどう見られているかなど、気にする余裕もありませんでした。そんなことより、このままでは彼が死んでしまうのではないかと不安でどうしようもなく、夜も眠れなくなってきました。

もし彼が死んでしまったら、私一人が置き去りにされてしまうと考え、そうなるくらいなら、いっそ私も一緒に死んだほうがましだと思い始めていました。

そんな私の思いも、その頃の彼にはもう届かなくなっていて、私の目の前でも平気で覚醒剤を使用するようになっていました。

そんな生活をしている二人が社会生活についていけるはずもなく、私は何度も遅刻や欠勤をしているうちに、もう仕事に来なくて良いと言われてしまいました。会社に対しては、申し訳ない気持ちもありましたが、これでやっと、四六時中彼のそばにいられると思いました。

今考えると、自分たちの愚かさで、どれほどの人たちに迷惑をかけていたのだろうかと、恥ずかしく申し訳なかったと思います。自己管理もお金の管理も何も考えておらず、そのときは覚醒剤をやめさせること以外いっさい頭にありませんでした。

とにかく二人でどうにかしなければと思い込んでいたので、親や兄弟、ほかの誰かに相談することもできず、いろんな本屋さんに行って、覚醒剤のやめ方が書いてある本はないかと探して回りました。今みたいにインターネットもなく、いつも一人で途方に暮れていました。

彼は仕事をあまりしなくなってお金もなくなってきているのに、覚醒剤がなくなるとすぐに買いに行ってしまうようになっていました。

一回買えば、二万円ほど使うのであっという間に貯金もなくなりました。もうその時点で、覚醒剤に百万円以上は使っていたと思います。

結局思い悩んだ末、私は警察に相談してみようと決心しました。

でも彼が捕まるのはどうしても嫌で、どうにか捕まらずにやめられる方法はないか、どうしたらやめられるのか方法が聞きたいと匿名を使って電話をしました。

ドキドキしながら電話をしたところ、口調は穏やかでしたが、警察の人からきっぱりと、

「あなたが思っている以上に覚醒剤というのはとても危険な薬物なので、近くにいるあなたもそのうち彼に覚醒剤を打たれるかもしれない。彼のためにもあなたのためにも、まず彼を捕まえることが一番早く覚醒剤をやめられる方法だ」

と言われました。

それでもやっぱり彼の名前を警察に言う勇気はなく、少し考えますと電話を切りました。せっかく勇気を出して警察に相談したのに、捕まえてもらうしか方法がないなんて……本当に困ってしまいました。

ここでもう少し冷静に判断できる力があったら、警察へ行っていたと思うのですが、そのときの私は、彼がいなくなって一人になるのがとても怖かったのです。

彼なしでの生活はもう考えられませんでした。

その後も、彼の覚醒剤使用はますますひどくなるばかりで、だんだん幻覚や幻聴に悩まされるようになっていました。

覚醒剤を長期間使用すると、本人も周りも気づかないうちに、覚醒剤精神病になっている場合があります。

覚醒剤精神病は、幻覚や幻聴のせいで、いろいろなことを勘ぐってしまう症状が出るなど、覚醒剤の使用をやめても、使用しているときと同じように幻覚や幻聴が出るフラッシュバックと呼ばれる後遺症があります。本人も周りも何が起こっているのか理解しがたい状況になります。

いろんなことが気になって、こだわりが強くなり、一度気にし始めたことがらに心が囚われてしまいがちになります。

勘ぐることがひどくなって心が囚われたままになると、妄想や幻覚がもっとひどくなり、奇行が目立って周りから通報されて逮捕されることもあります。

また、自分が誰かに狙われていると思い込み、自ら警察に通報して逮捕されることも多いそうです。

彼は、私に誰かが覚醒剤を打とうとしているとか、誰かに脅されてアダルトビデオに出演していると いう妄想に囚われていました。いくら違うと否定しても、全てを囚われていることがらに結びつけるので、否定すればするほど逆効果でした。

彼はどんどん妄想の世界に引きずり込まれていき、彼の頭の中では、私が脅されているに違いないと確信している様子でした。

どうして本当のことを言わないのかと何度も彼に責められ、私はどうしていいかわからず、ただ彼の顔色ばかりをうかがうようになっていました。

あまりにも問い詰められるので、そのしつこさに私が腹を立てながらも泣き出してしまうと、ますます彼は激昂して、彼に助けを求められないほど、私が誰かに弱みを握られている、と思い込み、そいつが犯人だと、犯人捜しに躍起になっていました。

犯人を見つけたら絶対に殺してやると本気で言う彼の目を見て、背筋が凍る思いでした。行動もどんどんエスカレートしてきて、道ですれ違っただけの車を追いかけたり、信号待ちで隣の車に怒鳴ったりすることが増えてきました。ついこの前までは、部屋にこもりっきりだったのに、彼は犯人を捜すと言って頻繁に外へ出かけるようになりました。

毎日毎日そんな彼の姿を見ているうちに、今度は私の中で、もうどうなってもいい、どうとでもなれ、そんな投げやりであきらめに似た気持ちがわいてきました。

こんな生活を送るくらいなら、死んだほうがましかもと思ったり、あんなに好きだった彼に対する思いもどんどん冷めていくような、憎しみのような感情さえ出てきて、そんな自分がとても嫌になったり、こんな気持ちにさせたのは彼のせいだと思ったり、自分の気持ちが自分でもよくわからなくなっていました。

あんなに一人になるのが怖かったのに、それももう何も感じなくなっていました。そのうち泣くこともなくなり、全てが空っぽで虚しい気分でした。

体力も気力もなくて、彼が相変わらず落ち着きなく歩き回っている様子をただ眺めていました。ガリガリに痩せてしまったその後ろ姿はまるでがい骨のようでした。

そんなとき、ぼーっとしてテレビを見ていると、歌手の尾崎豊さんが路上で倒れているところを発見され、亡くなったとニュースで報道していました。

尾崎さんは覚醒剤で逮捕された後、芸能界に復帰されていたのですが、そのときの私は、何か覚醒剤と関係があるのではないかと思ってしまい、急に私の彼の姿を重ね合わせてしまって、どうしようもなく不安になり始めました。

そのニュースを見た瞬間、我に返ったというか、一体私は何をやっているのだろう……こんなことをしている場合じゃないと思い立って、彼の覚醒剤の切れ目を待ち、彼が寝入ったすきに、すぐ近くの警察署へ走って行きました。

これ以上放っておいたら、きっと彼は死んでしまうという確信が自分の中にあったのだと思います。

ただ心配だったのは、今私が警察で彼の名前を言って、新聞に彼のことが載ったら彼の将来が台無しになるかもしれないことでした。今とは違って、その頃新聞は多くの人が目にする情報源でした。

警察で事情を話し、新聞に名前が載ることも相談すると、絶対とは言えないけど名前は出ないようにすると言われました。絶対約束してもらいたかったですが、載っても私が彼のそばについているからきっと大丈夫だと思い直しました。

今までのことをすべて一気に話し終わった後は、しばらくの間流していなかった涙がこぼれてきました。親切な刑事さんだったので、ホッとしたのかもしれません。刑事さんは、それにしてもそれだけ一緒にいて、よく覚醒剤を使用しなかったですねと驚いていました。

覚醒剤は、女性も一緒に使用して捕まることも多いようでした。

そして、「覚醒剤は再犯率が非常に高いので、あなたが彼の名前を出したことは彼にわからないように逮捕するから、彼が捕まったら、彼とは別れたほうがいい」と強く勧められました。

再犯率は八〇%~九〇%と聞いて、不安になりましたが、ここまできたら信じるしかないと思いました。

「覚醒剤は現行犯逮捕で、尿検査をして陽性でないと逮捕できません。今なら反応が出るはずだから、令状を作って明日の朝に捕まえに行きます。それまで彼のそばで見張っていてください」

そう指示をされ、私は警察から帰されました。

とうとう彼が逮捕される……それも私からの通報で……あんなに決心したつもりで警察に行ったものの、彼の家に近づくにつれ、本当にこれで良かったのかという迷いがわき上がってきました。

家に帰って彼の寝顔を見ていると、彼のことを警察に売ってしまったような罪悪感も出てきました。

でも起きるとまた覚醒剤が欲しくてたまらなくなる感情の波にさらわれることはわかっていたので、刑事さんたちを待ちました。

翌朝、六時頃、チャイムが鳴りました。ドアを開けると、昨日の刑事さんと、もう二人、全部で三人の刑事さんが立っていました。

彼は一瞬何が起こったのかわからない様子でしたが、たぶん心のどこかで、もうそろそろ捕まるかもしれないとも予感していたようで、私のほうを見て一言、「ごめん」と言い残し、おとなしく刑事さんに連行されていきました。

あっという間の出来事でした。残された私は、しばらくそこに座り込んで、今までのことが頭の中でぐるぐる回っていました。

それから約二週間、留置場での取り調べの後、拘置所で二か月ほど過ごし、懲役一年六か月、執行猶予三年の刑が下りました。

面会に行くたびに顔に生気が戻り、私に微笑みかける彼を見て、勇気を出して警察に行って良かったと心から思いました。

もしあのままだったら、もしかするともっと凶悪な事件を起こして逮捕されていたかもしれません。

何度目かの面会の後、刑事さんからは、今回の逮捕でやめられないようならたぶんやめられないから、次やったら別れたほうが良いと言われました。

彼が拘置所にいる間、刑事さんから覚醒剤についていろいろ教えてもらい、勉強できたのでありがたかったのですが、どうしても別れるのは嫌で、結局、彼が出所してすぐに結婚しました。

それからも彼は何度かフラッシュバックで被害妄想が出たり、急に体が震えたり、言葉がうまく出てこなかったり、しばらくは後遺症で悩まされることもありました。それでも何とか歯を食いしばりながら、余計なことを考えないように、朝から晩まで働きました。

とにかく体を疲れさせて、夜はぐっすり眠る規則正しい生活を心がけました。

何とかして今を生きるよう努力した頃、後遺症もなくなりました。

そして今は、あのとき彼の手を離さないで本当に良かったと思います。

愛さえあればきっと私の力で彼を立ち直らせることができると信じていましたが、それだけでは無理だということも今ではわかります。

覚醒剤を使用していたころの彼は、目つきも顔つきも今とは別人でした。まるで悪魔に乗っ取られたみたいに変わってしまって、今思い出すと、本当に脳の病気だと言われる理由がよくわかります。

あのとき、覚醒剤を使用すると依存症という脳の病気になるということを知っていればもっと早くに解決できたかもしれません。でもあのときの経験があったからこそ、今現在、心理士やヒーラーとして活動できているのだと思います。

二章

サポートするうえで大切なこと

この章では、私自身の体験から学んだこと、サポートすると決めたときに心がけておけば良かったこと、後から後悔して反省したことなどもふくめてお伝えしたいと思います。

まずサポートする側の心を満たす

サポートしようと心に決めたら、最初は誰でも相手の気持ちに寄り添うことに一生懸命になると思います。

相手がそれに対して喜んでくれたらなおさらのことです。

最初のうちは、それで信頼関係ができる場合もあるので、良い面もあるのですが、ときとして相手の嬉しそうな顔や、喜んでいる様子が自分の生きがいであるように感じ始めることもあります。

そうなってくると、自分のことより相手のことを優先してしまいがちです。

そのまま相手が覚醒剤をやめられれば良いのですが、簡単にいかないことのほうが多いので、常に自分の気持ちを確認しながらサポートしていくことが、とても重要だと感じます。

サポートする相手が恋人や家族であれば、もともと近しい間柄ですので、信頼係は築きやすいかもしれません。

第三者の場合は、お互いに対等な立場を意識しながらサポートすることで、信頼関係にも結びつくと思います。

サポートする側とサポートされる側は、ともすれば、主従関係になりがちですが、覚醒剤のサポートの場合は、お互いを尊重することを心がけることが大切だと思います。どのような関係でサポートしていくかを、最初の段階で話し合うことは、依存症の場合、本人の意思と行動が裏腹であるときもあり、なかなか難しいかもしれません。しかし、自分だけでもしっかりと認識しておくことは、心のバランスを保つためにも重要なことだと思います。

かつて私は、何の心構えもなく、ただサポートすることに必死で、彼との関係が、主従関係になったり、敵味方の関係になったりして、なかなか前へ進めませんでした。

お互いが話し合うことをあきらめ、避けているような雰囲気のときもありました。

そして、彼が覚醒剤を繰り返すたびに、どんどん私の被害者意識が強くなり、サポートすることに自信をなくした時期がありました。

依存症は病気だという認識もお互いにありませんでしたし、依存症という病のことも最初は知りませんでした。

覚醒剤をやめることが、本人の意志や根性だけでは無理だということ、そしてそれが依存症という病気のつらさなのだということを理解できたのは、ずいぶん時間が経ってからのことです。

それよりも、毎日を生きることに必死で、彼の行動だけを見張るようになり、その態度に対して、「裏切られた、もう信じられない」と彼を責めて非難していました。

覚醒剤依存症は、いくらやめようと本人の意思で強く決心しても、それがなかなかできない、脳の機能がうまく働かなくなってしまう病気です。脳の機能がうまく作用しなくなると、著しい記憶力の低下が起こったり、感情の起伏が激しくなったりと、本人も周りもジェットコースターに乗っているようで、心も体も、なかなか落ち着くことができません。

さらに本人は、覚醒剤使用中の記憶がとても曖昧になってしまいます。病気ゆえ、悪気はありませんが、周りからすれば、嘘をつかれたと思ってしまうことがよくあります。

あのときこう言った、言わない、の口論が非常に多くなり、些細なことから重要なことまで、その日によって言うことがコロコロ変わるときもあってサポートする側は本当に大変です。このことが、覚醒剤で人間関係を壊してしまう一つの大きな原因になっているような気がします。

依存症という病気について、こうした知識があのときの私にあれば、ずいぶん彼に対しての対応も違っただろうと思います。

そして彼も最初は、自分が覚醒剤依存症だとは思っていなかったので、彼自身どうして良いかわからず、自分はすぐに嘘をついてしまうという罪悪感に悩まされ、自分を責めていました。自分は意志が弱いダメな人間だと、自信を失くしてしまっていることがよくありました。

最初は一緒に乗り越えようと同じ方向を向いて進んでいたはずなのに、こうしたことが繰り返されるたび、彼との関係が、少しずつ対立したものになっていった気がします。覚醒剤をやめるという目標は同じなのに、その手段が本当にわからなくて、混乱した日々を過ごしていました。

そうなってくると、お互いに相手を信頼できず、愛情が憎しみに似た感情へと変わり、サポートする側も素直な気持ちで寄り添い接することができなくなり、お互いに感情の波にさらわれまたけんかという悪循環を繰り返していた時期がありました。

またそんなとき、私は彼に冷たくしすぎたことを急に後悔して、彼がかわいそうになって、心に罪悪感を抱くことがありました。

彼の覚醒剤の問題を、まるで自分のことのように感じ、私がどうにかして早く解決しなければとあせったり、もうどうでもいいと思ったり、自分自身の感情の目まぐるしい変化にも戸惑いました。

同情的な態度は、結果的に彼の自立心を失くしてしまい、依存させたり依存したり、彼のためにならなかったのです。同情ではなく、共感しながらサポートしていければ良かったのですが、同情と共感を使い分けるのは、当時の私にはとても難しく、その違いもわかりませんでした。

同情は相手の気持ちや立場を自分のことのように考えることで、相手と一体化したような気持ちになりがちです。そうなると、相手と自分との境界線がわからなくなり、混乱してくる場合があります。こちらが混乱しているのがわかると、相手も不安になって混乱し始めるため、お互いに憎しみあいながらも離れられない、共依存状態に陥ってしまいます。

反対に共感は、寄り添いあいながらも、自分と相手の立ち位置がしっかりしていて、物事を冷静に判断していくので、サポートする上でとても良好な状態です。

共感がいつの間にか同情になってしまわないようにするには、まずお互いが「自分を大切にすること」が必要になってきます。

しかし、相手が覚醒剤依存症や精神疾患などの場合は、本人にいくら自分を大切にすることの重要さを説いても理解できない状態のときのほうが多いのです。

そこで、まずはサポートする側の心の状態を安定させることを優先し、こちらが安定した状態を保ちながらサポートしたほうが良いと思います。

私は彼をサポートしているときに、自分のことを大切にできておらず、自分に自信もありませんでした。自信のなさが、彼を失って一人になってしまうかもしれないという不安や恐れにつながっていました。そんな不安定な私を見て、彼もいつか自分は見捨てられるのではないかという気持ちから、何があっても私にしがみついておかなければと思ったことがあったそうです。

支えあって寄り添うというより、お互いにもたれかかって感情のままに行動していたので、なかなか状況は変わりませんでした。

だからといって、今すぐに自分に自信を持って自分を好きになる、ということはなかなかできないかもしれません。

そこで少しずつ、自分を大切にする習慣を身につけていただける方法をお伝えしたいと思います。

心のシャンパンタワーの法則

これは、私がいつもカウンセリングで使っている手法のひとつで、心理学の認知療法を基に考えだしました。

自分にもずいぶん役に立ったので、一度お試しいただけると幸いです。

まず、図のように、自分の心の中に、グラスがたくさん積み重なっているシャンパンタワーを思い浮かべてみます。

そしてそのシャンパンタワーの一番上のグラスが自分の心だとイメージします。

次は、そのシャンパンタワーに、シャンパンをなみなみと注ぎ入れるイメージをしてみてください。

そのシャンパンの成分は、自分が好きなこと、自分が喜びそうなことだと仮定しながらあふれるまで注ぎます。

シャンパンタワーの下まであふれてこぼれ出すまでそれを繰り返してみます。最初は難しいと思われるかもしれませんが、だんだん頭の中でイメージができるようになってくると思います。

イメージできるようになったら、今度は実際に今すぐできそうな、自分が喜ぶようなことを行動してみます。

例えば、いつも飲んでいる缶コーヒーをカフェ使用のコーヒーに変えてみるというような、小さなことでも、少しでも自分が嬉しいと感じることから始めてみることをお勧めします。

私は、花が好きな自分のために、紫色のスイートピーの花を買ってみました。

こういった、ささやかだけど自分が満足できることを続けていくたびに、自分の気持ちが少しずつリラックスして、自分自身に対しての気持ちが少し変化していることに気づかれるかもしれません。

心のシャンパンタワーの一番上にある自分の心のグラスが満たされ始めると、下のグラスへも満たされた気持ちがどんどんあふれ出していきます。

そのあふれ出してきたものが、他の人への共感や愛情となるので、がんばりすぎなくても、自然なサポートにつながる気がします。

この方法はとくに、自分より他の人を優先して生きてきた人や、人の世話をすることで自分の存在価値があると思っていた方に、大変有効な考え方です。

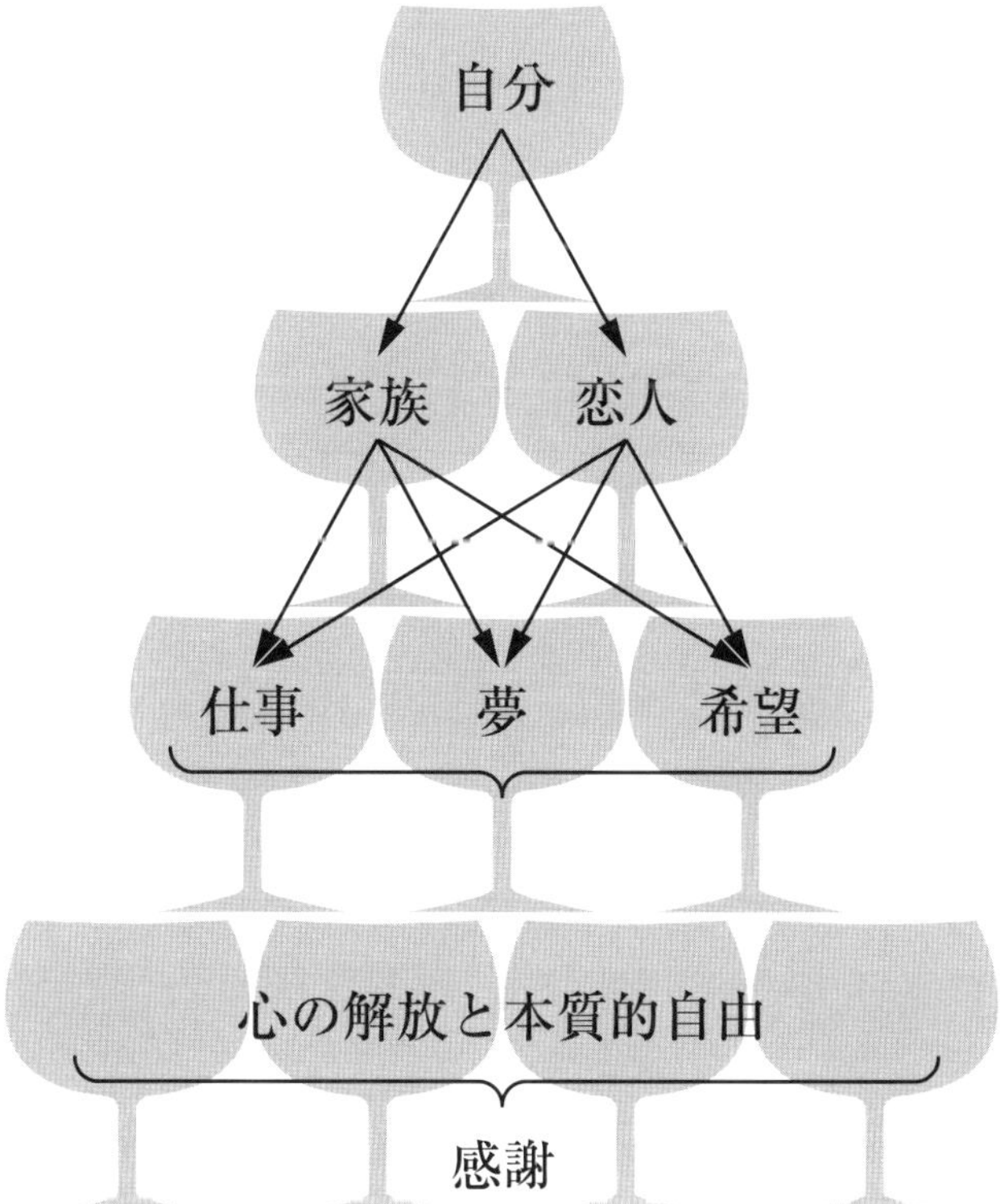
自分
家族
恋人
仕事
夢
希望
心の解放と本質的自由
感謝

この方法以外でも、自分を大切にするということをいつも心がけておけば、周りに流されないようになるので、人間関係も少しずつラクになっていくと思います。

自分を一番に大切にするなんて、最初は罪悪感を覚えるかもしれません。

また、サポートしている相手にどこか遠慮する気持ちも出てくるかもしれません。

しかし、そういった感情を感じるのは、人間としてごく当たり前のことです。その気持ちを感じている自分に、とりあえずオッケーをだして受け入れ、はじめの一歩を踏み出してみていただきたいです。

今まで感じてはいけないと思っていた感情を見つめる練習です。つらくなるからと、今まで自分では無意識に見ないようにしてきたことと向き合わなければならないので、最初は少ししんどいかもしれません。

しかし、自分で心の傷口に絆創膏をはるイメージで、少しずつこの作業をして心がけていただければと思います。

そうすることで、相手だけではなく、自分自身のサポートもしていけると思います。

頑張りすぎて枯渇してしまわないようにできること

覚醒剤依存症の方をサポートするときは、覚醒剤に手を出してしまう行為を責めずに、依存症という脳の病気だという認識を忘れないようにすることが大切だと思います。

しかし、再使用する相手を受け入れて認めながらサポートしていくということは、とても忍耐がいることです。

いくら相手を信じてはいても、相手の記憶が曖昧なときは、いつも見張らなくてはと思いがちになりますし、痩せたり太ったりを繰り返すときもあるので、健康面のことも気になり、つい頭の中が相手のことでいっぱいになりがちです。

私もいつのまにか、自分のことは後回しになり、自分の身の回りのことに気が回らず、あっという間にやつれた雰囲気になってしまいました。

サポートする側の心に余裕がないと、だんだん張り詰めたような、ピリピリした気持ちになり、それを相手や環境のせいにしてしまいます。

まさか自分のサポートの仕方に問題があるなんて思えないのです。

私の場合は、サポートする側の心がけや、自分の立ち位置が理解できていませんでしたので、精神状態はつねにいっぱいいっぱいでした。

また、覚醒剤依存症は、社会的に信用をなくし、経済的にも多くのものを失くしてしまう病気ですので、サポートは多岐にわたります。

本人はそれに加え、周りとの人間関係も破綻してくるという、負の連鎖が始まります。

覚醒剤の使用中は、本人は自分がしたことに対してほとんど記憶がないので、周りの人たちや、サポートする側がどんな思いでそのときを過ごしていたか、ほとんど気づくことができません。

使用中に約束した、こちらが大切だと思っていることなどすっかり忘れているので、それがサポートする側にとってものすごいストレスになります。

そのストレスはやがて、こちらの気力をも奪い、心身ともにバランスを崩してしまうのです。

気力が枯渇するというのは、生活していくエネルギーが失われるということに近いと思います。朝起きて顔を洗うとか、身支度をするということがおっくうになり、何だかそんなことはどうでもよくなってきてしまうのです。

そしてこちらが気力を失くしている間にも、相手が再び覚醒剤を使用してしまうことが続くと、自分が空っぽになったようなみじめな気分になり、一体いつまでこの状態が続くのだろうかと不安になってきます。

自分だけがしんどい思いをしていると感じ、相手に自分の人生を乗っ取られたような気持ちになると、だんだんと感情を抑えることができなくなり、相手を心配する気持ちはどこかへ消えて、それどころか憎しみを抱くようになってしまうのです。

相手もこちらのそんな態度にとても敏感になり、罪悪感と妄想が入り交じって、どうしたらいいのかわからなくなってくるようです。

そして、お互いの気持ちが通じなくなってしまっていくのです。

私の彼も、私の態度がおかしいと疑ったり、話をすぐにすり替えたりしていたので、よく会話がかみ合わなくて、私はいつもそのことでイライラしていました。

本人は嘘をついているつもりはないので仕方がないとわかっていても、こちらとしては、相手を責めないで自分の感情をコントロールすることに耐えられなくなってくるのです。

覚醒剤だけでなく、人間関係や金銭的にもどんどん問題が出てきて、解決できないままに悩みが雪だるま式に増えていき、いつも何かに追われているような感覚がありました。いつも不安を心に抱えているような状態ですので、これには本当に困りました。

まるでもぐらたたきをしているように、一つ解決してもまた一つ困りごとが出てきて、一つどころか次々と、一気に問題が飛び出してくる恐怖を感じていました。

こういうことが、長期間に渡って続くと、サポートする側が精神的に耐えられなくなって、うつ病などの精神疾患になる場合もあるので、注意が必要です。

また後の章でも説明をしますが、このときに、サポートされる側も、サポートする側から逃げ場を防ぐように責め立てられたり、理解を得られない状況が続くと、強いストレスを受けます。

そのストレスが発端となって、サポートされる側が双極性障害や覚醒剤精神病などの精神疾患を発症してしまう場合もあるようです。

精神疾患を抱えながら覚醒剤をやめていくということは、本人にとっても、サポートする側にとっても、とても負担がかかってくると思います。

これ以上ストレスを抱え込ませないためにも、感情的になりそうになったら、いったんその場から少し離れた部屋に移動するなどして、負のスパイラルに巻き込まれないようにしていただきたいと思います。

手を離さないでいられるように

覚醒剤をやめる方法の一つとして、本人に何もかも失わせて気づかせるまで、周りが本人との関わりを持たないようにするものがあります。

いわゆる底つきという状態にさせることで、本人の自立を目指し、回復へ向かわせるというやり方です。

しかしこの方法は、ある程度誰かがサポートした後で、事前に本人が一人になったときに入る更生施設を決めておくとか、本人と話し合い、今度使用したらこうするという決めごとなどをしておくほうが良いのではないでしょうか。

そうでないと、本人は急に見捨てられたと感じ、非常に強いショックを受けることが多いように感じます。

本人が「一人になってしまった」と初めて気づいたときから回復が始まることも多いと言われていますし、それでやめられる方もいるかもしれません。

しかしたった一人で覚醒剤をやめることはとても難しいですし、一人でやめるまでにどれくらいの時間がかかるのかも見当がつきません。

覚醒剤依存症になった方々は、もともと寂しがりやだったり、真面目でとても優しい人が多いように思います。

相談に訪れる人の中には、すでに今まで一人で頑張ってきた人も多くいます。ここでまた本人を急に一人にするのは、やはりとても心配で、危険なことだと思います。

だからといって、ずっと一緒に生活をしながら、サポートすることの苦労を考えると、相手が覚醒剤を使用している限り気が休まる日もないでしょうし、途方に暮れてしまうのも無理はありません。

また、何度も覚醒剤使用を繰り返されると、こちらも最初のように、愛情がこもったサポートをしていくことが難しく感じるときがきます。

そこで、サポートしていたご家族が困り果てて、本人に内緒で精神病院に入院させてしまう場合もあります。

しかし、それは、本人からすると信頼していた家族や恋人に裏切られたとしか思えず、思うように治療が進まなかった場合、後悔することになりかねません。

精神科の入院制度には、医療保護入院といって、精神保健指定医が、本人医療、および保護のために、入院が必要と判断して、本人が入院に同意しない場合、保護者の同意により入院させることができます。

保護者とは、親権者、配偶者、扶養義務者のことを指します。

本人が覚醒剤を使用して意識がもうろうとしているときに、家族や配偶者の判断で病院に連れて行き、そのまま入院させるというケースが多いように思います。

本人はもうろうとした意識のまま、たいていベッドに括りつけられて鎮静剤で眠ります。そして目が覚めるとベッドの上で手足を拘束されているので、何が起こったのかと最初は戸惑ってしまうのです。

病院としては、覚醒剤を使用している以上、暴れたりする危険性も考慮し、他の患者さんに迷惑がかからないようにする適切な処置なのだと思います。

家族としても、今度こそ立ち直ってくれるだろうと期待を寄せるかもしれません。

しかし、本人にとっては、「自分はここまでされるほど、家族の邪魔ものになってしまった」と落ち込んで、ますます自信をなくし、最悪の場合、勝手に入院をさせたと恨みの感情を持つことがあります。

そのことで自暴自棄になり、覚醒剤をやめようという気持ちをなくしてしまうきっかけの一つになることもあります。

入院中に家族との話し合いがうまく進まなければ、家族は退院させることを躊躇しますし、医療保護入院の場合、本人が退院したくても、家族の承諾がないと退院できないので、ますますお互いの関係が悪化するという悪循環になりかねません。

もしそれでどうにか退院できたとしても、信頼関係の修復には時間がかかるかもしれません。

病院で治療する場合は、必ず本人と相談するか、一緒に受診することをお勧めします。それが無理そうな場合は、お住まいの区役所などの相談窓口や各都道府県にある精神保健福祉センター、カウンセラーなどに相談し、できるだけご家族だけで抱え込まないようにされることをお勧めします。

サポートする側もサポートされる側も、本当にさまざまな困難がありますが、一緒に相談しながら乗り越えて、お互いがお互いの手をずっと離さないでいることが、深い信頼となって、絆になっていくのではないでしょうか。

そしていつか、途中で手を離さないで本当に良かったと思える日が来るのかもしれません。

身の危険を感じたら

ここまでにつちかってきた信頼関係や覚悟は、そう簡単に崩れることはないと思いますが、それでも覚醒剤は一時的に人格をも壊してしまう恐ろしい薬物です。

一般の薬のように処方箋があるものではないので、覚醒剤の使用方法は使用する本人によってさまざまで、使用方法や使用量によっては、一瞬で命を奪う危険をともなっています。

また最近では、インターネットなどの普及により、入手方法も多様化しているようです。

私が初めて覚醒剤を知った頃は、覚醒剤や大麻などの違法薬物は、簡単に入手できるものではありませんでした。インターネットが身近になった現在のほうが、覚醒剤だけでなく危険ドラッグと呼ばれるほかの違法薬物に関しても簡単に手に入れることができるのかもしれません。そう考えると、以前よりも薬物依存症で苦しんでいる人は増えているのではないでしょうか。

違法薬物は、使用していることがわかると逮捕されますので、誰にでも気軽に相談できるものではないと思います。薬物をやめる決意をしてから、数日から数週間は我慢できるかもしれません。しかし薬物依存症は脳の病気ですから、一人ではもちろん、サポートしている人がいる場合でも、すぐにやめられるものではありません。

それをふまえて、区役所内にある保健所、精神保健福祉センター、精神科など、いくつか相談できる連絡先を持って、万が一のときにはすぐに対応できるようにしておくことが大切だと思います。

これは、私が心理士として活動し始めてから知ったことなのですが、最近の覚醒剤は、覚醒剤だけでなく、ほかの不純物や危険ドラッグ、また脱法ハーブと呼ばれるものが混入している場合もあるそうです。

五年ほど前から脱法ハーブが違法になったので、余った在庫に覚醒剤を混入させて覚醒剤として売るケースがあると耳にしたことがあります。覚醒剤のほうが脱法ハーブよりはるかに高価なので、売人側としての儲けが多いそうです。

一番危険なのは、覚醒剤と相性の悪いほかの薬物や、不純物が混ざっていた場合です。

毎回同じ売人から買うわけではないなら、使用するたびに成分が何かもわかりません。

最悪なのは、一人で使用して痙攣を起こして呼吸困難になってしまった場合や、一緒に使用している人がいても、その人が覚醒剤を使用していることを発覚するのを恐れ、救急車を呼ばずに放置して逃げてしまった場合で、最悪の場合死に至ってしまうかもしれません。

人によって体質なども関係してきますし、本当に危険なのです。急に錯乱状態になって暴れてしまったりすることもあります。こんなとき、もしサポートする側が一緒にいるなら、迷わず警察か救急車を呼ぶのが一番だと思います。

本人が錯乱状態のときは、幻覚や幻聴で、目の前の人を殺さないと自分が殺されてしまうと信じてしまっている場合もあり、とても危険です。このとき、本人の元々の人格は覚醒剤によって乗っ取られているような状態なので、まずは自分の身を守ることを一番に行動して下さい。

警察に捕まってしまうかもという不安からその場でなんとかしようと考えるかもしれませんが、その間に使用している本人が他の人に危害を加えてしまう場合もあるので、素早い対応が大切です。

覚醒剤を使用した人が事件を起こしたとき、裁判で犯人が当時のことが記憶にないと供述していることがよく報道されています。

最初は私も半信半疑でしたが、カウンセリングを通して何人かの薬物依存症の方の話を聞いていると、これは本当にあり得ることのようです。

本人にとっても、後悔してもしきれない、取り返しのつかない事件になってしまわないように、サポートする側も、薬物の危険性を理解しておくのはとても重要なことだと思います。

性的逸脱に陥ってしまったときは

覚醒剤を使用して、性的な行為をすると、最初は快楽をもたらすことが多いために、逸脱した行為をしてしまう人もいるようです。

サポートする側との関係が恋人や夫婦関係の場合、そういったことを本人が強要してきたり、他の異性と関係を持つ場合もあり、サポートする側は心に傷を負うことになります。

性的なことに関してはとてもデリケートな問題です。サポートする側の心が壊れてしまわないように、これからサポートを続けるかどうかを考える機会にしても良いと思います。

これは、私が今までカウンセリングをしてきた中で感じたことですが、サポートしている相手（恋人や配偶者）を、元々心から愛して大切に思っていれば、一緒に薬物をしていないパターンが多いからです。自分の心が壊れそうになったら、一度つないでいた手を離すことに罪悪感を抱かず、自分を守ることを優先していただきたいと思います。

ただし、例外もあります。それは、相手が双極性障害などの精神疾患を患っている場合、気分が高揚しているときに性的に逸脱した行為をする場合があるからです。

これは、脳の病気なので、適切な治療を受けて治る場合もあります。おかしいと思ったら、自分だけで判断せずに、精神科を受診し、診断してもらうことも大切です。このことは、六章でもう少し詳しく説明したいと思います。

とにかく、相手が覚醒剤を使用しているときに、逸脱した行為を求めてきたら、感情に流されないように、きっぱりと断る勇気が必要だと思います。

そしてもし、相手が他の人とそのような行為に及んだ場合は、これ以上自分が傷つかない方法を考えておいたほうが良いかもしれません。

私は、彼をサポートしている中で、このことが一番つらく、胸が張り裂けそうになりました。本当に理解に苦しみ、最後までこのことだけは心から理解することができませんでした。覚醒剤を使用しているからとか、依存症は脳の病気だから仕方がないと、頭では理解しようとしているつもりでも、心はズタズタになります。

相手にそういった行為をやめてほしいと伝えてもやめない場合は、こちらの心のことを優先的に考え、早めに病院か警察へ相談していただきたいです。

私も、彼が覚醒剤を使用し始めた頃、仲間の中に女性がいたため、彼が他の女の人と覚醒剤を使用しているかもしれないと疑っていた時期がありました。

いくら私が問い詰めても、彼は絶対に認めませんでしたが、当時は彼のことが信じられなくなって、立ち直るまで時間がかかりました。

彼が私だけに頼るようになってからも、ふとしたときに不安になって、その不安が憎しみや嫉妬につながっていき、そんな感情に振り回されて苦しんでいた記憶があります。あの頃、もし他の女性とそういうことを彼がしているとハッキリわかったら、サポートを続ける気持ちにはなれなかったと思います。

サポートしているこちらの感情がおかしくならないうちに、早めに何らかの対応を心がけていただきたいと思います。

覚醒剤を使用しているときの相手の記憶はあいまいなので、本人は忘れていることも多いのですが、こういうデリケートなことは、サポートしている側にとって、いつまでも心に火種として残ることが多いのです。

相手が回復し始めても、こちらの心が癒されるまでに時間もかかりますし、とても難しい問題だと思います。

三章

サポートテクニック

私は、今でこそこうして心理士をしたり、依存症に関して書かせていただいていますが、自分自身がサポートしているときは、何度も失敗して、くじけそうになりました。

それでも何とかサポートを続けてこられたのは、私の彼や、クライアントの皆さんが、覚醒剤から距離を置けたときの喜びがあったからだと思っています。

彼が覚醒剤をやめてから何年か経って、不意に、私がいたおかげでここまで這い上がってこられたと言ってくれたことは、今でも忘れられません。

この章では、くじけそうになりながらサポートしてきた私を見ていて、彼が嬉しいと感じていたこと、反対につらいと感じていたことを中心にお伝えしたいと思います。

妄想や幻覚への寄り添い方

覚醒剤の使用中や、覚醒剤をやめてもしばらくの間続くフラッシュバック（覚醒剤をやめているにもかかわらず、使用したときと同じような症状が出ること）が起こった場合に、本人を翻弄させるのが、突然襲ってくる、妄想や幻覚だと思います。この症状は、そばで見ていても本当につらそうでしたし、もしかして再使用してしまったのではないかと思うほど心配になりました。このとき彼は、耳を疑うような妄想や幻覚に苦しんでいました。

妄想の内容は、自分の近しい人に、他の誰かが危害を与えているのではないかというものや、みんなが自分のことを馬鹿にして笑っていると思い込むものまで、人によってさまざまです。

私の彼の場合は、日本の警察には、秘密警察という別の機関があるという妄想によく囚われていました。

一つの妄想から始まった出来事が彼の頭の中でつながっていき、ストーリーを作り、とてつもない不安や恐怖に押しつぶされそうになっていました。

その感情に耐えられなくなり、また覚醒剤を使用してしまうこともありました。

一生懸命、その妄想を私に説明してくる彼を否定すればするほど私が誰かに脅されているのではと心配し始めるので、最初は本当に戸惑いました。

覚醒剤依存症の人が妄想を抱いているときは、こちらが常識でわかるだろうと思って伝えても、なかなか通じない場合があります。

でも泣きそうな彼の顔を見ると、やっぱりかわいそうで、とりあえずは、彼の妄想をこちらも真顔で真剣に聞くことにしました。

真剣に聞けそうにないときは、聞いているフリだけでもすることにしました。

日に日にそういう非現実的な妄想に振り回されて、やつれていく彼を見ているのもつらく、面倒くさくても、彼の気持ちが少しでもラクになるなら妄想に取りつかれている彼に寄り添ってみようと思いました。

私が話を真剣に聞くようになってからは、彼も興奮することが減ったような気がします。

とにかく彼は、私が自分の一番の味方でいるということが嬉しくて安心にもつながり、私が常に味方でいることで、心置きなく敵（秘密警察）と戦えると心に誓ったらしいのです。そのとき彼が敵だと思っていたのは、実際には存在していないものだったのですが……。

こういう現実と妄想の間を二人で行き来しながら、寄り添うことで、お互いの気持ちも少しずつ穏やかになっていった気がします。ただ、あまりにも妄想の時間が長いと、こちらも疲れてくるので、たまにけんかになったりしました。しかし、そうなっても、妄想は否定しないようにすることで、少しずつ改善されていきました。

そしてその後、彼が冷静なときに、妄想していた内容は、実際に起こっていないことだと確認するようにしました。そうすると、次に同じような妄想が彼の中で起こったときに、前もこんな不安なことがあったけど、大丈夫だったと思い出せるようになってきたのです。

落ち着くのに時間もあまりかからなくなってきました。

彼も、今までの妄想や幻覚が、自分の勘違いだったかもしれないと認めてくれることもあり、お互いにだんだんと信頼が増して、楽になっていった気がします。

妄想に寄り添うことは、とても忍耐がいる大変なことです。しかし、本人の頭の中では実際に起こっていることだと考えて行動したほうが、相手も素直に対応してくれるので、こちらも感情的にならずにサポートしやすいかもしれません。

「一緒に幻覚の確認をしながら、恐怖や不安を取り除くサポートをしてくれたので、ひどい妄想や勘ぐりから少しずつ解放されていった気がする」
と、彼は言っていました。

罪悪感や自殺願望が出てきたときは

たとえ、信頼関係が揺るぎないものになってきていても、サポートが長期になってくると、お互いに疲れもたまってきます。サポートされる側は、覚醒剤を何度やめようとしても使用してしまう自分が情けなくなったり、あるいは、もうやめることは無理なのではないかと、不安になったり、投げやりな気持ちになってきたりもします。

覚醒剤の使用期間が長くなればなるほど、経済的にも生活が成り立たなくなってくるので、焦りと不安が入り混じって、本人にとってもサポートする側にとっても相当なストレスがたまってくるのだと思います。「こんな自分なんか、いなくなったほうが周りのためにも良いのではないか」と罪悪感を持ち始める人もいます。

本人だけでなく、サポートする側も、自分のサポートの仕方が間違っているのではないかと不安に感じ始めるかもしれません。

そうなったときは、お互いに罪悪感を持たないことが大切です。

罪悪感が消えないと、本人は自信がなくなるので、将来が不安になり、希望を持てなくなります。希望がないと人間は死にたくなってしまうことがあるので、自殺願望が頭をよぎることがあるかもしれません。

覚醒剤は、快楽があるのは最初のうちだけで、幻覚や妄想が出始めたころには、生きづらさを感じることのほうが多く、そんな気分を紛らわすためにまた使用してしまうこともあります。

覚醒剤がやめられるようになると、今度は仕事や将来への不安が出てきて、だんだん現実を見るのが恐ろしくなってくるせいかもしれません。覚醒剤をやめたら、きっと素晴らしい人生が待っていると期待をする人もいるかもしれませんが、実際は空虚感や無気力感に苦しむことも少なくないようです。

せっかく覚醒剤をやめ始めたのに何もやる気がわいてこないのは、覚醒剤によって脳から大量に放出されていたアドレナリンという快楽物質が、覚醒剤をやめたことによって出にくくなり、とても憂鬱な症状が現れることが原因だと考えられています。

しかし、この状態はいずれ落ち着いてきます。ここで大切なのは、その脳の仕組みがよくわかっていない本人に、サポートする側が、このことを根気よく説明してあげることです。

本人にとっては大変つらい状態ですので、現実を見ることが耐えられないのかもしれません。現実逃避をする人もいるようです。そして、逃げることにも疲れてくると、焦燥感や生きづらさから、急に消えてなくなりたいような気持ちになっていくのだと思います。

そんなときはサポートする側が特に注意して、本人に孤独感を感じさせないよう、つねに寄り添うことを忘れないでいただきたいと思います。

人は誰かに必要とされないと感じたときや、自分の存在が周りに迷惑をかけていると感じたときに、消えてなくなりたいと思うことがあるようです。こうしたことを考えるのは、依存症の脳の機能の問題でもあるので、本人の気持ちの持ちようだけで自殺願望を回避するのは無理な場合が多いのです。

こんなとき、周りはどんな言葉をかければ良いのか困惑してついおろおろしてしまいそうですが、ただそばにいるだけで良い場合が多いようです。

本人が「自分は一人ではない」と感じるまで、できるだけ目を離さないでそばにいることを強くお勧めします。人によっては、サポートする側の愛情を確かめるような行動（タバコの火を自分の身体に押しつける自傷行為や、覚醒剤をやってしまったと嘘をついてこちらの注意を引こうとする行為など）をする場合もありますので、サポートする側にとっては、相手に罪悪感や自殺願望があるときが、一番心配で忍耐がいるかもしれません。ただ、こういったことを何とか乗り越えて通過すれば、また生きていく力を取り戻せると思います。

一人ではないと確信が持てれば、本人の生きづらさもずいぶん軽減すると思いますので、後は気づきによって、回復へと進んでいくのではないでしょうか。

覚醒剤使用を責めないサポートの在り方

私は、彼が覚醒剤を使用していることがわかってからしばらくは、はりきってサポートしていましたが、一時期、寄り添って支えていく気持ちを失いかけた時期がありました。

自分が満たされていなかったことも原因の一つですが、もう一つの大きな原因は、サポートの方法を勘違いしていたことだと思います。彼と自分との境界線がわからなくなり、彼が覚醒剤に再び手を出すたびごとに、だんだん私の中に被害者意識が出てきて、彼を責めることで自分を満たしているようなところがありました。

泣きつく彼を見ながら、私もこれだけ苦労して世話をしているのだから、もっと謝るように強要したこともありました。おそらく共依存からくる感情だったと思います。

共依存にならないためには、泣きつかれたり、謝られたり、相手が弱っている姿を見たときの自分の感情の揺れに注意することが必要です。悪いことをしたと謝る相手に、正義を振りかざして、裁くような行為をしてしまうと主従関係が生まれ、サポートする側にとって忘れられない刺激になり、だんだんとその刺激がないと物足りなく感じてしまうのです。

私は、自分の中にこの感情が芽生えたことが何度もありました。彼が覚醒剤をやめていることは喜ばしいことなのに、なぜか物足りないという感情が出てくるのです。

二人きりの世界が終わってしまうような気がして、彼が覚醒剤をやめることを望んでいるはずなのに、彼がおとなしくなると、刺激がない日常に物足りなさを感じる自分がどこかにいて、自分ながらにぞっとして恐ろしかったです。

彼が警察に捕まってから、何とかその感覚から少しずつ抜け出してはいたものの、自分の本当の感覚を取り戻すまでには相当な時間がかかりました。

そして、自分自身が共依存という、サポートする側が陥りやすい、依存症にかかっていることを認めることもなかなかできませんでした。こちらが激昂することで征服感のようなものを感じるとそれが共依存のきっかけとなり、そのまま感情の赴くままに行動していると、相手もそれに巻き込まれ、共依存関係に陥りやすいので、注意が必要です。

今となっては当時を冷静に振り返れるのですが、その頃の私は、「覚醒剤を使用するのは相手が悪いのだから、使用すれば相手を責めるのは当然のことで、その償いとして相手が謝るのは当たり前のことだ」と思っていました。

彼も当時「泣いて謝ればいつも最後はおまえが許してくれるし、おまえが俺から離れていけないこともなんとなく感じていた」のだと後から聞きました。

お互いに無意識で依存することに心地良さを感じていたのかもしれません。

しかし、当時の私たちはそんな状況に向き合うこともせず、お互いの感情をぶつけ合うばかりで、全く先が見えていませんでした。このような関係が長期にわたると、覚醒剤をやめるという大きな目標も忘れがちになり、お互いを縛りつけあうような、愛なのか、憎しみなのかわからない共依存関係へと陥ってしまいがちです。

相手に振り回されているような感覚が出てくるとお互いに依存し始めているサインです。

相手をコントロールすることはできないということを理解して受け入れるのは簡単なことではありません。しかし、相手を責めることよりも、自分を大切にすることを実行していけば、お互いを憎むような関係からは解放されていくと思います。

最初は罪悪感と、どこか物足りない感じがするかもしれません。しかし、相手を責めることをやめてサポートする側の自分を大切にすることで、意外にも相手も自信を取り戻せることが多く、自暴自棄になることもなくなります。

こちらがコントロールをやめると、相手も自分自身を冷静に見ることができるようになるようです。そしてお互いに自分自身でいろいろなことに気づき始めます。

そうなってくると、本人も責められて自信をなくし、自暴自棄になって覚醒剤を使用する理由がだんだんと見当たらなくなります。

自分にはサポートしてくれる人がいるという心強さが、やめる自信につながっていくのだと思います。

覚醒剤をやめる近道は、相手を責めないところにも大きなカギがあると思います。

ちょうどこの頃、こんな風に思えるようになったきっかけになった本がありました。

それは、村上龍さんの『限りなく透明に近いブルー』という題名の本でした。

どんな風に受け取るかは読み手の自由だと思いますが、私はこの本を読んで、少し気持ちの整理がついて、自分たちを客観的に見られるようになった気がします。

本人が覚醒剤をやめると言ったら……

サポートされる側にとって、自分はもう一人ではないと安心し、孤独から解放され始めると、今までよりも、もっと真剣に、覚醒剤をやめると言い始めることがあります。

依存症を自分自身で受け入れ、向き合う準備が整い始めた時期だと思います。

それでも、依存症はそう簡単に回復できるわけではないのですが、本人が覚醒剤依存症を受け入れ始めたときから回復は始まっています。

本人の口からそういった言葉が出るようになったら、サポートする側も、信じて素直に喜んでいただきたいと思います。本人が本気でやめるということを口にするのは、再使用してきたことなどを考えると、とても勇気のいることです。ここだけは、どうか疑うそぶりを見せず、心から励まして応援してあげて下さい。

それでもまだ信じられないと思うのも仕方がないことですが、私が関わった、覚醒剤をやめた方々は、「やめるきっかけの一つは何でしたか」という私の問いかけに、「自分を信じてくれてきた人を裏切るのが嫌になったから」と答える方がとても多かったのです。

愛だけで覚醒剤はやめられないと言われていますが、こういったことを聞くと、やはり愛も大きな力になっているのではないかと嬉しくなります。

サポートする側も、ここまでの道のりを考えると、回復できるという希望が見え始めているのではないでしょうか。

ここまできても、何かのきっかけで、あるいは何のきっかけもなく再使用してしまう可能性はありますが、今までのように繰り返すことは少なくなるような気がします。

サポートする側も、ここまで一緒に頑張ったことに誇りを持っていただきたいと思います。

いろいろなことを乗り越えた関係性から、お互いを思いやる気持ちも芽生え、いつの間にか、お互いがお互いを癒す大切な関係も築かれているのではないでしょうか。

本人の気持ちが落ち着いてきて、そのままやめ続けるということも可能かもしれません。

しかし、どれくらいまでやめ続けることができるかは、本人もサポートする側もわかりません。

そこで、

・民間の更生施設への通所
・薬物依存症をやめ続けるための自助グループへの参加
・カウンセラーなどへの相談
・毎日朝起きたら瞑想する

など、今度はやめ続けることができる方法を見つけていくことが新しい目標になってくると思います。

四章

本人が覚醒剤をやめようと思うきっかけ

覚醒剤はやめるのがとても困難な薬物ですが、使用し始めてすぐに依存症になるというわけではありません。

やめようと思えばいつでもやめられると思っていたのに、いつの間にかやめられなくなっていて、本人も気づかないうちに依存症になっている場合が多いようです。

使用し始めの頃は、自分が一番偉くなったような万能感が出るので、自分だけは他の人と違うから、依存症でもないし、覚醒剤も自分でやめられると信じてしまうようです。

そのために、本人が依存症であると認めるまでにとても時間がかかるのではないでしょうか。

体験者の方の感想では、使用当初は、ストレスや生きづらさからの解放感が大きく、なりたかった自分になれたような気になり、こんないいものが世の中にあるのかと感動すら覚えるようです。覚醒剤さえあれば、どんなことでも成し遂げられるような気持ちになるのは、皆さんの共通意見です。

しかし、そのような時期は長く続きません。確実に本人の身体や心を蝕んでいき、人生が狂い始めます。いろいろと不都合なことが起こってきて、もうやめなければと本人が危機感を持ったときには、すでに自分一人ではやめられなくなっている状態が多いと思います。

覚醒剤は使用し始めて三か月ほど経つと、脳の神経伝達の部分に変化が起こり、精神よりも身体が先に依存症になってしまいます。

身体（脳）が依存症ということは、心（精神）ではやめようとしても、身体（脳）がいうことを聞かなくなっているため、本人の意思だけでは対処できなくなっているということです。

しかし、誰かがサポートしながら、何とかやめる期間を作り、その日その日、今日だけやめるという認識を強く持って、やめる期間を延ばしていくと、脳も身体も回復に向かうことは可能だと思います。

この章では、本人が覚醒剤をやめようと思ったきっかけや、やめざるを得なかった出来事が起こってやめた人の、成功例をお伝えしたいと思います。

警察に捕まる

覚醒剤を使用し続けると、妄想や幻覚に悩まされることが多くなり、誰かに追われていると信じ込んでしまうことがあります。

盗聴や監視されていると思うことも多く、そういう妄想に耐えられなくなって、自ら警察に相談に行き、不審に思われ、尿検査などをされて、そのまま捕まる場合があります。もしくは、家族など身近な人からの通報、近所の人からの通報などで捕まる場合もあります。

捕まったときは、混乱している場合が多いのですが、留置所で三日ほど過ごすと、覚醒剤が身体から抜けて我に返ります。そこであらためて、今の自分が置かれている状況を把握して、反省して後悔する人が多いのではないでしょうか。

捕まることは、家族や本人にとってショックが大きいと思いますが、本人は、これでやっと覚醒剤をやめられると、正直ホッとしたという人もいます。

自分の力ではもうやめられないと本人が自覚している場合、警察に捕まって、覚醒剤を使用できない状況に身を置くことで、回復に向かう近道になることがあるのだと思います。

このような状況になったときに留置場に面会に来てサポートしてくれている家族や恋人などに会うと、ますます後悔と罪悪感がこみ上げてくるようです。

そして、今後は絶対に覚醒剤をやめると決心し、やめられる人が出てきます。

初犯である場合は、特に気持ちの切り替えが早くできるようです。

何回か捕まると、家族や身内からも見放され、面会や差し入れをしてくれる人がいなくなってしまう場合があります。そのとき、自分がふがいなくて、やりきれない気持ちになり、この気持ちをバネにやめられる人もいます。しかし中にはこれでやっと誰にも文句を言われずに覚醒剤ができると解放感を感じる人もいるようです。

こういう場合は、できるだけ早く本人をサポートすることが大切だと思います。

サポートが遅れ、再犯を繰り返してしまうことも少なくありません。刑務所慣れしてしまう前に、公的機関や更生施設などのサポートが必要です。こういった視点から見ても、初犯で捕まったときが覚醒剤をやめられる最初のチャンスなのかもしれません。

しかし初犯でなくても、刑務所に入っている間に、家族が病気になったり、亡くなったりしてしまった場合、深い後悔に打ちひしがれ、それがきっかけでやめる人もいるようです。刑務所にいったん入ってしまうと、いかなる理由でも刑期中は出ることができません。たとえ刑期中に、家族や恋人、サポートしてくれた人たちが他界してしまったとしても、告別式に出ることもできない（中には他界されたことさえ知らずに過ごして出所して初めて知る人もいます）という、厳しい現実を目の当たりにし、初めて覚醒剤をやめられたという人の話を聞いたことがありますが、こちらまで胸が張り裂けるような気持ちになりました。

初犯の場合は、ほとんど執行猶予がつくので、留置所から拘置所に移っても二か月ほどで出てこられます。家族や身内などに保釈金を出してくれる人がいれば、早ければ二週間ほどで出てこられます。

二週間ほどで出てきた場合、覚醒剤を使用していたときの生活環境はそのままということも多く、またすぐに元の人間関係とつながって再使用してしまうという場合があります。それを防ぐためにも、環境や生活習慣を変えるための早急なサポートが必要になります。覚醒剤に関わる人間関係を断ち切ることはもちろんですが、インターネットで覚醒剤を入手していた場合は、パソコンや携帯電話を持たないぐらいの勇気が必要だと言われています。

覚醒剤のあった刺激的な生活から、平凡な生活に戻ることは、最初はなんとなく心もとなくて、そんな自分の気持ちを持て余してしまう人も多いと思います。

私の彼の場合も、やめてからしばらくは、とても不安定な精神状態が続きました。覚醒剤のことを考えないようにすればするほど、頭から離れなくなると言って困っていました。

本人の意思がいくら強くて忘れようとしても、覚醒剤の記憶は脳に刻まれてしまっているので、そう簡単に忘れられるものではないのは当然だと思います。

だからといって、また再使用してしまうわけにもいきませんので、覚醒剤のことを考えないようにするために、暇な時間を作らないようにしていました。

平日は、朝早くから建設業のアルバイトをして身体を動かし、土日はトラックの運転手をしていました。とにかく身体を疲れさせてぐっすり眠って、脳の回復を図りました。

しかし、これは彼がまだ二〇代だからできたことで、年齢や男女の差、それぞれ人によって事情も違いますので、本人に無理のないペースで、規則正しい生活を過ごすことが回復の近道になると思います。

また、覚醒剤はフラッシュバックが起こりやすいので、そうなったときに一人で耐えることは大変です。一人でいると不安でパニックになり、再使用してしまうこともあるため、近くの精神保健福祉センターや区役所などに相談して、サポートを受けながら、本人がなるべく一人で過ごす時間を少なくしていただきたいと思います。

結婚、子供ができる

覚醒剤を使用し始めた理由は人によってさまざまだと思います。興味本位からという人もいますし、抱えきれなくなった生きづらさ、孤独、寂しさなどの心の傷を癒すためという人もおられました。また、中には、小さい頃両親から受けた心の傷が原因で、死にたくなるのを防ぐ手立てととらえて覚醒剤に依存していた人たちもおられました。

人はたった一人だけで生きていくことはできないので、誰しもが少なからず何かに依存しながら生きていると思います。

依存は悪い意味だけで使われる言葉でもないのだと思います。カウンセリングでその方の人生をお聞きしていると、その依存の対象が覚醒剤だったとしても、死なずに生きてこられたのだから良かったと思うほど、つらい人生を送ってきた人たちもいらっしゃいます。

幸いなことに、覚醒剤から違うものに依存が移ることが覚醒剤をやめるきっかけの一つになるときがあります。

それは、恋人ができたり、結婚して子供ができたりと、人間関係によるものです。

人に依存する人は、自己否定感が強い人が多いのですが、そのぶん優しい人も多いように感じます。そんな方々が自分を認めてくれる存在や、自分を必要としてくれる人間が存在することに気づき始めると、生きづらさが解消されていく場合があります。その気づきによって、依存からの自立が始まり、何かに強く依存しなくても生きていけるようになるのではないでしょうか。

ただ、関わる相手が本人と同じような生きづらさを抱えている場合は、共依存になる場合もあり、関係性は少し違ってくると思いますが、その場合でも、その関係性を見守ってくれる第三者（二人の関係をサポートする人）がいる場合は、前へ進んでいけるのだと思います。

自分は一人ではないと、本人が思えたときから回復は始まっていると思います。信じあえる人たちと、何気ない日常を過ごしていくうちに、刹那的な快楽よりも、心から安心できる拠り所の大切さを実感できると思います。

覚醒剤は、人生のうちで一回でもその快感を知ってしまえば、脳に記憶されると言われています。その快感や刺激が欲しくなるのは脳の機能の問題ですから、仕方のないことかもしれません。しかし、そばにサポートしてくれている人がいたら、抑止力も高まるはずです。

使用したい感情になったときに、正直に言える相手がいないと、余計にストレスがたまって、再使用してしまうことがあります。

サポートする側も、本人が口に出してきた場合は、否定することなくその苦しみを受け入れることで、本人は安心してまた前へと進めるのではないかと思います。

聞いてくれる人がいることで、本人のストレスは和らぎ、使用したいという波だった感情も徐々に薄らいで、また冷静さを取り戻せると思います。

覚醒剤依存症は、一人で抱え込まないことが、回復していく何よりの方法だと思います。

精神病院への入院

精神科への入院は、第三者のサポートよりも、家族からの提案が多いように思います。覚醒剤の使用回数が増えてきて、幻覚や妄想がひどくなってくると、本人はわけがわからなくなってしまうため、時間が経たないうちに覚醒剤を追加使用してしまい、ひどい錯乱状態になることもあります。

一人でいる場合は、じっとしていられず外出して周りの人からの通報で逮捕される場合も多いのですが、家族が一緒にいる場合は、警察に捕まることを懸念した家族が精神病院へ連れていき、そのまま入院させて覚醒剤を身体から抜くという方法をとることがあります。

この方法は、二章でも少しお伝えしましたが、本人と家族との信頼関係が重要です。信頼関係の有無で、退院後、覚醒剤をやめられるかどうかが決まってくるといえるのでしょう。

ご家族は、入院までして身体から覚醒剤を抜いたのだから、やめられるだろうと考えがちです。しかし、本人にとっては、後悔して反省する場合と、無理やり入院させられたことで、ご家族を恨んでしまう場合があります。

ご家族からしてみれば、今までさんざん迷惑をかけられながらもお世話をしてきたのに、本人からそのように思われるとやるせない気持ちになると思います。しかし依存症になってしまっている本人は、そこまで考える気持ちの余裕は残っていないことが多いようです。
責められるほど、やめられないのが覚醒剤依存症です。反省してやめられる場合というのは、前もって、家族と「今度使用したら入院する」というように約束をしていた場合や、今まで迷惑をかけたにもかかわらず、家族が献身的に本人の面倒を見てくれたことによる感謝の気持ちがあるからではないでしょうか。

精神病院に入院した場合は、病院によっても多少違いはあると思いますが、病棟からの外出禁止や、携帯電話の使用禁止、病院でのお金の管理は家族でないとできないなど、かなり制限がある生活を送ることになります。

また、気持ちを落ち着かせるために処方される薬は、人によって副作用が出る場合もあるようです。入院経験のある人からは、頭に膜が張ったような感じがして、体重も増加傾向になって、あまり心地良いものではなかったと聞いたことがあります。

副作用が出たりすると、本人は、早く退院しないと薬漬けになってしまうのではないかと不安が募るようです。しかしそれを病院に伝えても、本人の意向だけでは退院できない場合が多く、どうしても家族に頼らざるを得ない状況になります。

サポートする側である家族が親身になって、本人とこれからのことや、覚醒剤の知識を深めることによって、本人もやめる決意を固めることができるのです。

本人が反省して助けを求めてきたとしても、今までの本人の言動を思うと、信用できない不安もあると思います。しかし、そのことはあえて口に出さず、寄り添ってサポートすることで、本人も家族のありがたさに気づき、回復に向かうのではないでしょうか。

フラッシュバックが恐ろしくなる

覚醒剤を使用中に、何とか覚醒剤をやめられ、身体から覚醒剤は抜けても、脳がまだ完全に回復していないと、自律神経を自分でコントロールできないことがあります。

これは、ドーパミンといわれる神経伝達物質が、覚醒剤を使用することによって身体の中で変化してしまい、うまく働かないためです。

依存症になっている場合、急に妄想が始まったり幻覚が見えたりして、覚醒剤を使用したい欲求よりも、後遺症のフラッシュバックのほうがつらいと思うことがあります。

覚醒剤を使用することによってドーパミンが過度に放出してしまったために、使用をやめると、今度はドーパミンが出にくい身体に変化してしまうため、耐えがたい憂鬱な気持ちになります。この気持ちはうつ病による気持ちの落ち込みよりも重いものだと言われています。

この耐えがたいつらさから、覚醒剤の再使用につながってしまうのだと思います。

しかし、再使用してそのときはそのつらさを紛らわせても、覚醒剤の効き目がなくなれば、また同じように耐えられないほどの憂鬱に悩まされ、ますます深みにはまっていくそうです。

本人は、この状態が一生続くのではないかと不安になるようですが、一～二年で脳は回復すると言われています。本人にとってこの一〜二年は相当なつらさだと思いますが、一生ではないと思うことで、本人もサポートする側も希望が持てるのではないでしょうか。

後遺症とみられる、これらのフラッシュバックに悩まされる本人を見ていると、何の前触れもなく冷汗が大量に出たり、イライラして身体が震えたりする人もいて、自律神経がコントロールできなくなってしまっていることがわかります。

覚醒剤を使用して後遺症に苦しんでいる本人を前に、自業自得だという人もいますが、それは本人が一番よくわかっていることです。サポートする側が責めずに見守っていると、本人の口から、もうこんな経験は懲りたという言葉が出て、やめられることがあるようです。

ただしここでやめられたとしても、本人にとって生きる希望を見出せない場合もあり、そのままうつになってしまったりする場合があるので、サポートする側の寄り添いと注意が必要になってくると思います。

やめられる理由がどんな理由であっても、フラッシュバックは後遺症として何年間かは続くかもしれません。しかし、ここまでくれば、心から本人に寄り添うことで、お互いの信頼関係や絆でカバーできると思います。

周りの使用者が捕まる

覚醒剤を一緒に使用していた仲間の人が警察に捕まった場合、芋づる式に警察で名前があがるときがあります。最近は、携帯電話やインターネットの普及があるので、前に比べると警察などが情報を把握するのも早いのではないでしょうか。

名前があがった場合は、警察から連絡があり、任意で尿検査を受けて欲しいと言われることがあります。私もカウンセリングを受け持っていた方が捕まったとき、警察から事情を聴かれて、任意で尿検査を受けたことがあります。

任意で尿検査を受けて、陽性反応が出たら、当たり前ですがそのまま逮捕となります。なので、一緒に使用していた人が捕まったことを知ったとたんに、警察に捕まることを恐れて、覚醒剤をやめられる人もいるようです。

五章

薬物依存症の裏に隠れているもの

精神病との関わりについて

今までカウンセリングをさせていただいた方の中には、覚醒剤以外の薬物や、アルコール、ギャンブルなどの依存症だと言われてきた人たちもいらっしゃいました。そしてその中には、依存症のほかにも何らかの精神疾患を抱えておられる方も少なくありませんでした。

その方たちとカウンセリングを続けていく中で、本人も周りの家族もうつ病だと思っていたら、実は双極性障害だったと診断が変わったことがありました。

この章では、本人も周りもなかなか気づかない双極性障害についてお伝えしたいと思います。

なかなか治らないうつ病は、双極性障害の可能性がある

ここ数年言われているのは、うつ病と診断されて、お薬を飲みながら三年以上経っているのにもかかわらず、なかなか回復しない場合は、双極性障害の疑いがあるかもしれないということです。そして、双極性障害が原因で何らかの依存症を抱えている人は、全体の約三〇%近くいるとも言われています。

つまり、双極性障害による躁のときの高揚感から、薬物などの依存対象となるものに手を出してしまい、依存症になったとも考えられるのではないでしょうか。

だとすると、依存症と双極性障害の症状は似ているものも多くあるので、両方の症状の区別をつけるのが困難になり、最悪の場合、両方の症状を悪化させてしまうケースがあり得るということです。

双極性障害は、昔は躁うつ病といわれていた脳の病気です。躁のときは気分が高揚し、万能感にあふれ自信がみなぎり、とても活発に行動するので、最初は本人も周りも気づかない場合が多いようです。その症状は、覚醒剤を使用したときと似ているように思います。

しかし、しばらく経つと理由もなく気分が落ち込んできて、布団から出られないほどのつらいうつ病を繰り返す病気です。これも、覚醒剤の切れ目といわれる激しい憂鬱な気分と似ているように思うのです。

双極性障害は、一般には、双極性障害Ⅰ型と双極性障害Ⅱ型と呼ばれている二つにわかれており、躁とうつのときの差が激しいものがⅠ型と言われています。

また、うつ病の発症は四〇代が多いと言われていますが、双極性障害の発症は、二〇代が多いと言われています。

発症当時は、気分がとてもいいと感じる程度の躁と、気分が重いうつが繰り返されると言われています。最初はうつ病と診断されていたのに、途中で双極性障害と診断が変わる場合は、Ⅱ型のほうが多いようです。

双極性障害のⅡ型の躁は、軽躁と呼ばれ、最初は、とても気分が良いと感じる程度のことが多く、本人はほとんど気づきません。周りから見ても、活発で元気のいい人という印象なので、発症当時に初めて会った人には、とても明るくて魅力的な印象を与えるようです。

本人もやる気がみなぎり寝なくても行動できるので、万能感が出てこの時期に会社を設立したり、大きな買い物をしたり、ときには性的に逸脱した行為をする人もいるようです。

しかし、ずっとこの調子が続くわけではなく、しばらくすると、起き上がることさえできないほどの、憂鬱な気分がやってきます。あんなに調子が良かったのにどうしてしまったのかと、本人も周りも困惑します。軽躁のときに出会い、スピード結婚する人も多いので、人が変わったように落ち込む相手を初めて見て、混乱する人も多いと思います。

しかし一番つらいのは、自分の気分がコントロールできない本人です。自分で自分の気分がわからなくなるので、気分障害と言われているのだと思いますが、なぜそうなるのか、医学的にもまだはっきりとした原因がわかっていません。

躁からうつになると、躁のときの自分の行動をあまり覚えていないときもあるのですが、性的逸脱した相手がいた場合や、大きな買い物の請求書を見て、驚き、深く後悔して反省します。性的逸脱をしてしまった場合、配偶者がいる場合は、相手のほうが心に深い傷を負って、それが原因で離婚してしまうことも少なくありません。

このとき、躁のときの気分のまま薬物依存やアルコールにはまり、依存が始まっている場合もあります。配偶者と共依存になっている場合は、お互いに憎しみあいながら離れられなくなっているので、復縁したり離れたり、何年もそうした状況が続くこともあります。

双極性障害は、うつ病から双極性障害に診断が変わるまでに、平均で約八年間かかるとも言われています。それほど本人も周りも気づきにくいものなのです。

最初は気分が落ち込んだときに病院へ行く人が多いので、うつ病と診断されることが多く、お薬も抗うつ剤が出されます。うつ病のときはこのお薬が効くのですが、双極性障害のうつのときにこのお薬を飲むと悪化してしまう場合もあって、なかなか良くなりません。

そうしているうちにまた躁になるので、本人は気分がとても良くなり、治ったと勘違いしてしまうのです。特にⅡ型の場合は、多幸感と言って、すごく幸せな気分で涙を流す人もいます。そのため周りの家族もやっとうつが治ったと、ホッとしてしまうでしょう。

しかし、しばらくするとまたうつの症状が出て、しかもうつ症状は繰り返すたびに悪化していくので、抗うつ剤を飲む量も増えていくという悪循環になります。

だんだんと症状は進んでいくので、躁とうつの気分の差が次第に激しくなっていきます。

重要なのは躁への対応

躁になると気分は高揚しますが、とてもイライラしたり不機嫌になったりもします。

急に不機嫌になり、怒鳴り散らすようなこともあり、人間関係の悪化が生じ、周りの人が離れていったり、誤解から仕事を失くしてしまったりして、人生の歯車がゆっくりと狂い始めます。

本人は、躁に気づかない場合がほとんどなので、何年もこの病気だと気づかずに過ごしてしまうことが少なくありません。周りの家族や第三者がだんだん激しくなる気分の差に気づいて、病院に連れていき、やっと双極性障害だと診断される場合がほとんどなのです。

この病気に周りの人がなかなか気づかない原因の一つに、双極性障害の人は、とても頭の良い方が多く、話も筋が通っていることがほとんどなので、見抜くことが非常に難しいのだと思います。ただ、症状が進むにつれて、仕事での事業計画など、先を見通すことやそれを最後までやり遂げることができなくなってきます。今まで精力的にこなしてきたことが、実際に実行できなかったり、約束を守れなかったりすることが出てきてしまいます。

本人に悪気はなくても、周りからはだんだん嘘つきというレッテルを張られてしまい、それを指摘されても、脳の病気なので、本人は何のことか覚えていないことが多いのです。これが双極性障害の一番の辛さで、人間関係が悪化する原因だと思います。

本人が躁のときに、意気揚々として語る言葉に人々は一時的に魅了され、近づいてきますが、それを実行できないことがわかると、次第に本人を責めて距離を置くようになります。

しかし、本人は覚えていないために、相手が自分を一方的に悪者に仕立てようとしていると思ってしまい、ますます人間関係が上手くいかなくなります。

相手も本人が病気だと気づいていないことがほとんどなので、いくら話し合っても言い合いになり、和解できないままその人との関係が終わることのほうが多いのです。

まずは治療を開始することの大切さ

双極性障害と診断されても、本人は今までの記憶をたどっても忘れてしまっていることが多く、なかなかこの病気を受け入れることは難しいと思います。

しかし、同時に何らかの依存症も抱えている場合は、適切な治療を行うことで、症状が改善されることもあるので、周りの家族やサポートする人が一緒に病院に付き添っていくことで、本人も安心して治療を受ける気になるのではないでしょうか。

家族の信頼関係が壊れてしまっていて、付き添いが難しい場合は、公的機関の窓口に相談に行き、医療機関を紹介してもらうケースも良いかもしれません。このときに、覚醒剤依存症や、その他の依存症であった場合、その相談がきっかけで両方とも回復していくケースもあります。

うつ病は、お薬を飲めば回復しますが、双極性障害は完治が難しく、一生付き合っていかなければなりません。それゆえ、受け入れられない方も多く、途中でお薬をやめてしまい、また症状が進行してしまう場合があります。

覚醒剤依存症の場合は、覚醒剤を使用するとお薬を飲むことを忘れてしまうことがありますし、覚醒剤による気分の波も重なって、本当に危険な状態になることもあります。

覚醒剤をやめてしばらくたっても気分の波が激しくなかなかおさまらない場合は、こうした精神科の診療も視野に入れていただきたいと思います。覚醒剤をやめているときの気分が、双極性障害だった場合、お薬を飲むことで症状が治まり、回復が早まることもあるようです。

共依存の問題

覚醒剤依存症や、そのほかの依存症で、なかなか本人が立ち直れないのは、そばでサポートしている人が共依存である場合が多いからだと言われています。

共依存とは、お互いに束縛しあって、支えあうというよりは、もたれあって、相手が自立しようとすると、それを阻んでしまう関係です。

そのうちお互いがお互いのエネルギーを吸い取られているような感覚になり、夢や希望を見失いがちになってしまいます。

最初は一生懸命に相手の面倒を見るのですが、思うような結果が出ないことに焦りや不安が出てきて、そのうち自分のエネルギーが枯渇してきます。そして、自分が失ったエネルギーを、相手をコントロールすることで満たそうとしてしまうのです。

相手の嬉しそうな顔や、喜んでいる様子を見るのは良い感情です。しかし、泣いたり叫んだりして、相手の注意をひいてまで感情を支配しようとする気持ちが出てきたら、それは共依存かもしれません。

それに気づかず、サポートをしているつもりでその状態が続くと、相手のいろんな感情に自分も同じように反応して振り回される状態が日常となっていきます。

自分の感情がコントロールできなくなってきて、何だかおかしいと気づいたときにはすでに、自分が一体何をしたいのかわからない状態になってしまっていることがあります。

こちらが混乱しているのがわかると、相手も不安になって混乱し始めるため、お互いに憎しみあいながらも離れられない、しがみついた異様な状態に陥ってしまいます。

この現象は、家族間でも見られますが、サポートしている第三者との関係の中でも起こる場合があるので、サポートする側は、相手との共感や同情といった情動的な感情の境界線をひきながら接することを忘れないようにすることが大切だと思います。

相手との対等な立場を考慮しながら信頼関係も保っていくということが、共依存から抜け出す近道だと思います。

私も、もともと人のお世話をすることが好きで、おせっかいなところもあるため、心理士になりたての頃は、共依存に陥りかけては、周りの心理士や、クライアントの医師に注意を受けていました。

注意されたときは、まさかと思いましたが、クライアントさんのことが気になって仕方がないことなどを思い返してみると、思い当たる節がありました。

彼をサポートしていたときのことがあるので、気をつけていたつもりでしたが、感情移入しやすい性格であるということを改めて自覚するきっかけになりました。

おわりに

私は、自分の経験を少しでも活かせたらと思い、心理士になりました。まだまだ未熟ですが、活動を通して、覚醒剤は本当に一人ではやめにくいものなのだと痛感しています。

家族だけで支えることは難しく、だからと言って、なかなか気軽に相談できる人も周りにいらっしゃらないかもしれません。しかし、精神保健福祉センターのような公的機関もありますし、私たちのように対人支援をしている人もずいぶん増えてきました。

この章では、サポーターとして心が折れてしまわないように、たくさんの味方と言える支援を受けながら、行動していくことをお伝えしたいと思います。

一人で悩まないことの大切さ

愛する人や、家族が覚醒剤を使用していると知ったときのショックや動揺は、一人で抱えきれるようなものではありません。ただ、法的にも禁じられている覚醒剤の使用の事実を簡単に誰かに相談することもできないので、しばらくは困惑しながらも何とか一人で解決しようと試みます。

しかし、覚醒剤に対する知識がないまま手探りでサポートしていくうちに再使用が繰り返されることのほうが多く、心身ともに消耗してしまいます。

そしてサポートする側は、自分自身が生きていくことさえつらくなってしまう場合があります。

覚醒剤依存症の回復には時間がかかります。その時間を永遠ととらえてしまわないように、どうか一人で抱え込まず、早めに公的機関などを利用してご相談されることをおすすめします。

公的機関のほかに、私たちのような心理士、カウンセラーもいるので、サポートする側をサポートできる支援をできるだけ多く利用することが重要だと思います。

活動紹介

各都道府県の精神保健福祉センター、病院、更生施設のほかに、私たちのようなカウンセラーを利用していただくことも増えてきました。

私は、彼が覚醒剤を使用していたときに、何とか彼を回復させたいと必死に行動していましたが、なかなか相談するところが見つからず困っていました。

そんな思いから、現在は、心理士、ヒーラーとして活動させていただいています。

覚醒剤などの薬物やアルコール、パチンコなどの物質依存のほかにも、共依存などの精神依存でお困りの方、またそのサポートをされている方に、少しでも早く回復に進んでいただけるお手伝いをしていきたいと思っています。

カウンセリングのほかにも、瞑想やヨガ、心の傷を癒すヒーリングなども行っています。

最後まで読んでくださり、本当にありがとうございました。

この本は、依存症と呼ばれる覚醒剤依存症について書かせていただきました。今現在、依存症のサポートをしておられる方で、まだ回復へ向かっておられる実感がない方には、少し重い内容だったかもしれません

しかし、この本を読んでみようと思ってくださった気持ちがあれば、サポートしていくことは決して不可能ではないと思います。

覚醒剤を使用する前に本人が家族を養っていた場合や、社会的に成功していた場合は、また前のように稼いでくれるのではないかと期待しながら回復を願っている家族もおられると思います。しかし、本人にはそれが無言のプレッシャーとなっていて、重荷となり、また覚醒剤に手を出してしまった人もいるので、本人にはあまり期待をせずに、サポートしている自分への期待を持つことの方が、本人の回復の近道になることを忘れないでいただけたら幸いです。

覚醒剤依存症の人は、もともと真面目で責任感が強く、優しい人が多いので、覚醒剤をやめて何年か経つと、今までの分を取り返さなければと思うかもしれません。

しかしまずは、自分が背負っているものや、家族を背負わなければという気持ちをいったん心の外に置くことが回復の近道になるようです。

そのことに、本人よりも先にサポートする側が気づくことができれば、より一層回復は進んでいくのではないでしょうか。

最初の章でお伝えしたように、サポートする側も、自分の心を満たすことを優先しながら本人と接していかれることが、サポートを長続きさせるコツだと思います。

本人もつらく大変ですが、サポートしている家族や周りの人たちの苦しみも計り知れないものがあると思います。お互いに信じて支えあっていくと決めても、依存症のサポートというのは、回復の道を歩むようになるまでは、やはりサポートする側の負担のほうが大きいように思います。

私もサポートする側の立場を経験してきて、いつのまにか共依存になり、サポートする相手のことで頭がいっぱいになって、自分を見失っていた時期もあります。そんなとき、自分を大切にすることや、相手に期待せずサポートしていくことの難しさを学びました。

しかし何とか私のことを信じてくれた家族や友人、クライアントの皆さま、仕事仲間に支えられてここまで来ることができました。

覚醒剤だけに限らず、依存症のサポートは、とても根気のいること。疲れて支えきれなくなっても仕方のないことだと思います。

しかし、一度でも覚醒剤依存症の人の手を離さないでサポートすると決めたことに誇りを持って生きていただきたいと思います。

愛が憎しみに変わってしまわないように、この本が少しでもお役に立てれば幸いです。

Roco

著者紹介

Roco

京都府出身。平安女学院短期大学キリスト教科卒業。心理士・ヒーラー。
精神科クリニック心理センターで心理士として勤務。
ココロとカラダのヒーリングサロン　Roco Motion代表。
ヒーラーとしての主な活動内容
・愛のシャンパンタワー心理カウンセリング（自分を満たすことを目的とした自己肯定感を高める方法）
・癒しヒーリング（心の傷といわれるトラウマや幼少期からの愛着の不安定さを、愛情ホルモンと呼ばれる脳内で分泌される神経伝達物質オキシトシンを活用して改善する方法）
・マインドフルネス（瞑想）
・チベット体操（若返り体操）
・MMK（モテてモテてこまっちゃう）講座（人としてモテてモテてこまってしまうほど魅力的になる方法）

カバーイラスト　ヒビナオヒロ

その手《て》を離《はな》さないで

頑張《がんば》りすぎない、振《ふ》り回《まわ》されない、覚醒剤《かくせいざい》依《い》存症《ぞんしょう》サポート

2020年4月7日　第1刷発行

著　者　　Roco
発行人　　久保田貴幸

発行元　　株式会社 幻冬舎メディアコンサルティング
〒151-0051　東京都渋谷区千駄ヶ谷4-9-7
電話　03-5411-6440（編集）

発売元　　株式会社 幻冬舎
〒151-0051　東京都渋谷区千駄ヶ谷4-9-7
電話　03-5411-6222（営業）

印刷・製本　シナジーコミュニケーションズ株式会社
装　丁　　本戸優佳

検印廃止

Printed in Japan
ISBN 978-4-344-92651-6 C0095
幻冬舎メディアコンサルティングHP
http://www.gentosha-mc.com/